Aus der Stille schöpfen

Übungen für das Wasser-Element

von Sakina K. Sievers und Nirgun W. Loh

Illustrationen: Bernhard Oberdieck

ShenDo Verlag

Wichtiger Hinweis

Die in diesem Büchlein vorgestellten Übungen sollten nicht angewendet werden bei allen akuten, ungeklärten Beschwerden.

Bei schwerwiegenden Erkrankungen, Bandscheibenvorfällen und ungeklärten Schmerzzuständen sollte auf jeden Fall ein Arzt oder Heilpraktiker zu Rate gezogen werden.

7. Auflage 2025

Wolfgang Loh
Dorfstraße 24 A
D-23948 Stellshagen

Kontakt:
ShenDo Verlag
Dorfstraße 24 A
D-23948 Stellshagen
info@shendo-verlag-institut.de

Internet: www.shendo-verlag-institut.de

Illustrationen: Bernhard Oberdieck
Layout: Carola Klinke
Foto Innenseite: Tilo Grellmann – © fotolia.com
Lektorat: Dhirendra M. Thomae
Printed in Germany
ISBN 978-3-943986-20-4

In der Ruhe liegt die Kraft

Um dich auf das Wasser-Element einzustimmen, lege dich auf den Rücken und schließe die Augen. Stelle dir vor, am Meer zu sein und dem Klang der Wellen zu lauschen. Lasse dich mit jedem Atemzug ein wenig tiefer in die Entspannung sinken, mit dem guten Gefühl, dass es in diesem Moment nichts für dich zu tun gibt.

Das Wasser-Element schenkt uns innere Stärke, Vertrauen und die Fähigkeit, uns entspannt fallen zu lassen. Es ermöglicht uns, aus einer kraftvollen Ruhe heraus zu handeln und uns flexibel anzupassen. Diese Qualitäten entsprechen der Essenz des Taoismus. Die Botschaft dieser fernöstlichen Weisheitslehre heißt »Wu Wei«, was so viel bedeutet, wie im Einklang mit dem Fluss des Lebens zu sein und dem natürlichen Lauf der Dinge zu folgen. Gegen den Strom zu rudern hingegen kostet ungeheure Kraft. Das trifft insbesondere auf die dem Wasser zugeordneten Organe Nieren und Blase zu. Sie sind die ersten Organe, die in Mitleidenschaft gezogen werden, wenn wir uns erschöpfen und unsere Energiereserven schwächen.

Sind Nieren und Blase jedoch im Verständnis der Chinesischen Medizin gesund und energetisch ausgeglichen, verfügen wir über ein gutes Reservoir an Lebensenergie, einen starken Lebenswillen und eine stabile Antriebskraft, mit der wir die Herausforderungen des Lebens meistern können.

Die Übungen für das Wasser-Element sind geeignet, um unsere »Batterien wieder aufzuladen«. Sie bauen Stress ab, wirken Erschöpfung entgegen und schenken Ruhe und Erholung. Sie sind wohltuend für den Rücken und stimulieren über die sogenannten Meisterpunkte (siehe S. 11 und S. 14/15) alle inneren Organe. Regelmäßiges Üben kräftigt die Wirbelsäule, hält sie biegsam und geschmeidig und gibt ihr ein natürliches Gleichgewicht. Spannungen vor allem im Bereich der Lendenwirbelsäule und des Beckens werden gelöst und die Harn- und Geschlechtsorgane gestärkt. Die gesamte Rückseite des Körpers wird gelockert und gedehnt und damit der Energiefluss des Blasenmeridians angeregt.

Für die Dehnungen

Bevor du beginnst, sorge für eine angenehme Raumtemperatur und eine warme Unterlage. Für die Übungen am Boden lege dich in bequemer Kleidung auf einen Futon oder eine Yogamatte. Gehe allmählich in die Dehnungen hinein und forciere nichts. Suche nicht die maximale Dehnung, sondern finde einen Punkt, wo du ein deutliches Ziehen spürst, das aber noch wohltuend ist. Wie weit du dabei kommst, ist unwichtig.

Verweile hier, wippe nicht nach und lasse dich mehr und mehr in die Dehnung hinein »schmelzen«. Durch das Loslassen in die

Position öffnest du dich für die Stille, in der du deine Körperempfindungen, Gedanken und Gefühle wahrnehmen kannst. So kommst du dir selbst näher. Wenn körperliche oder mentale Widerstände auftauchen, nimm sie einfach nur wahr. Sollte sich bei einer Dehnung ein scharfer Schmerz einstellen, löse dich sofort aus der Position.

Eine ruhige, tiefe Atmung in den Bauch hinein unterstützt dich dabei, in der Dehnung entspannt zu bleiben, und regt gleichzeitig den Energiefluss an. Wenn du mit einer Übung vertraut bist, kannst du die Augen schließen. Ruhe immer wieder auf dem Rücken liegend nach (siehe S. 44).

Die vorgestellten Übungen sind für jeden geeignet, ob alt oder jung, fit oder untrainiert, und sehr wirksam bei regelmäßigem Praktizieren. Wenn du dir täglich 10 oder 20 Minuten oder auch länger dafür Zeit nimmst, wird sich deine Lebensqualität fühlbar verbessern. Beginne mit den Übungen, die dich am meisten ansprechen. Besonders gut ist es, sie immer zur gleichen Tageszeit zu praktizieren. Nach und nach wird dein Körper ausgeglichener werden.

Falls du aus gesundheitlichen Gründen Zweifel hast, ob eine Übung gut für dich ist, frage deinen Arzt oder Heilpraktiker um Rat.

Wir wünschen dir viel Freude beim Üben!
Sakina und Nirgun

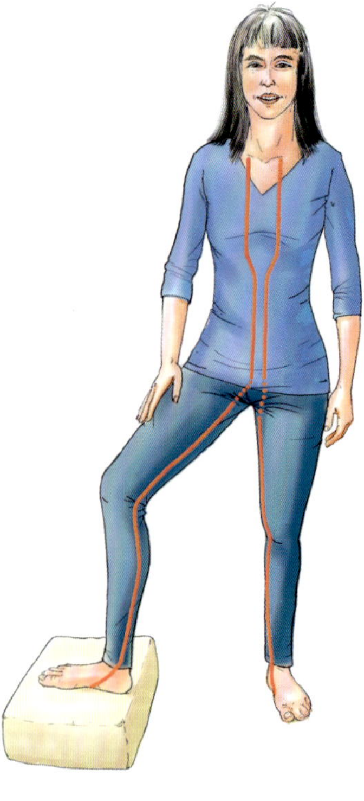

Die Niere und der Nierenmeridian

Im Verständnis der Chinesischen Medizin sind die Nieren die Wohnstätte unserer Lebenskraft. Hier wird die Energie des Menschen wie in einer Schatzkammer aufbewahrt. Kraftvolle, vitale Nieren unterstützen unsere körperliche, seelische und geistige Gesundheit und helfen, Willenskraft, Ausdauer und Standvermögen zu entwickeln. Sie herrschen über die Knochen, Zähne, Ohren, den Gehörsinn und beeinflussen den Alterungsprozess. Sie regieren über das Urogenitalsystem und haben dadurch einen großen Einfluss auf das sexuelle Verlangen, die Zeugungsfähigkeit und die Fruchtbarkeit.

Eine starke Nierenenergie schenkt uns Vertrauen und innere Kraft, aus der heraus wir Stille zulassen können. Sie gibt uns ein gesundes Nervenkostüm, mit dem wir Ängste und Anspannungen überwinden können. Eine mangelnde Nierenkraft hingegen zeigt sich in einer schwachen Konstitution und einer geringen Sexualenergie und der Schwierigkeit, mit Stress umzugehen.

Den Nierenmeridian stelle dir als einen tiefblauen Energiestrom vor, der an der Fußsohle beginnt und weiter über die Innenferse und die hintere Innenseite des Beins bis zum Sitzbein fließt. Hier taucht er in die Tiefe des Beckens ein. Vom Schambein fließt der Meridian über Bauch und Brust aufwärts. Er endet unterhalb des Schlüsselbeins. Visualisiere den Meridian auf beiden Seiten.

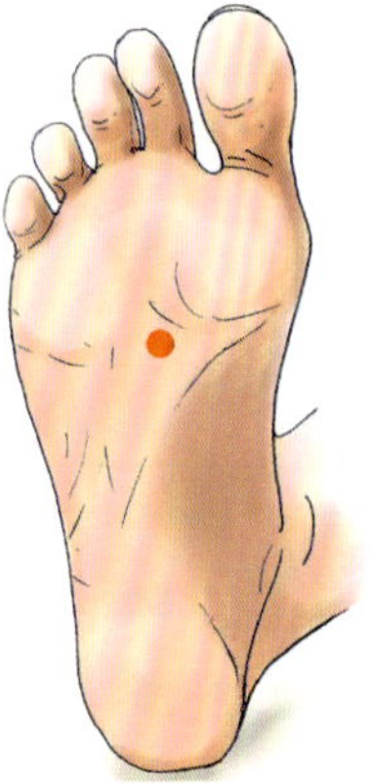

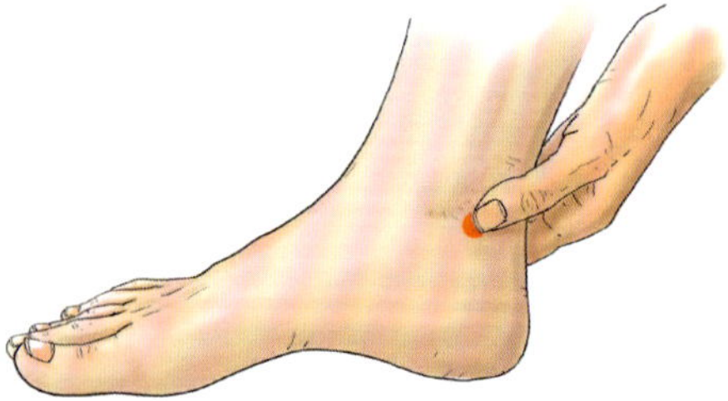

»Sprudelnde Quelle«
Akupressurpunkt Niere 1

Niere 1 liegt auf der Fußsohle direkt unterhalb des Fußballens auf der Mittellinie.

- **Wirkung**

leitet die Energie vom Kopf nach unten ab; erdet; stabilisiert; regeneriert; wirkt sowohl tief entspannend als auch belebend

»Mächtiger Wasserlauf«
Akupressurpunkt Niere 3

Niere 3 liegt in der Vertiefung zwischen der höchsten Erhebung des Innenknöchels und der Achillessehne.

- **Wirkung**

energetisiert; »lädt die Batterien wieder auf«; fördert gleichzeitig die Entspannung; bringt Energie ins Becken und in die Genitalien; stärkt den Rücken; hilfreich bei allgemeiner Schwäche, Menstruationsstörungen und Schmerzen im unteren Rücken

Nicht während der Schwangerschaft anwenden!

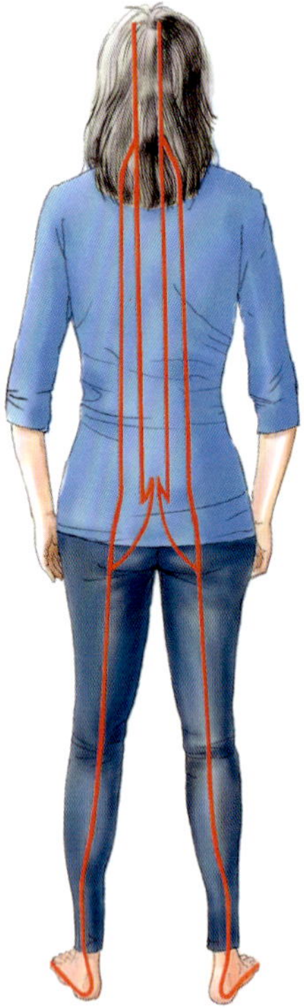

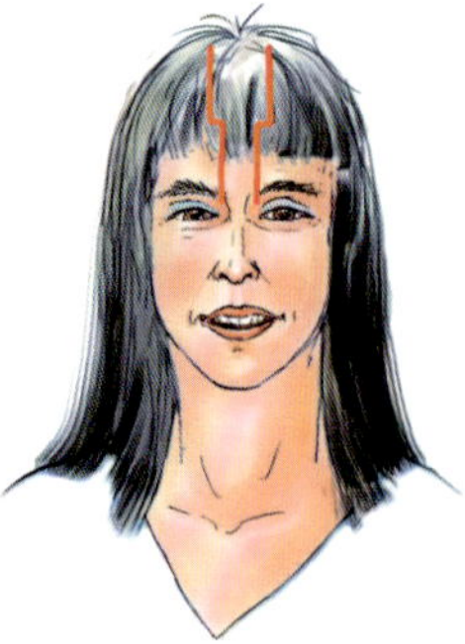

Die Blase und der Blasenmeridian

Der Blasenmeridian regiert über die ganze Körperrückseite: den Nacken, den Rücken, die Beine und die Füße; er unterstützt eine aufrechte Haltung. Stelle dir seinen Verlauf als einen tiefblauen Energiestrom vor, der am inneren Augenwinkel entspringt und über den Kopf zum Nacken verläuft. Hier teilt sich der Meridian in zwei Stränge, die parallel neben der Wirbelsäule nach unten verlaufen. Weiter geht es über das Kreuzbein, das Gesäß und die Rückseite des Beins, hinter dem Außenknöchel entlang über die Außenkante des Fußes bis zur kleinen Zehe.

Am Rücken auf dem inneren Ast des Blasenmeridians liegen wichtige Akupressurpunkte, die die körperlichen Funktionen der inneren Organe beeinflussen. Wegen ihrer besonderen Wirkungsweise werden sie »Meisterpunkte« genannt (siehe S. 14/15).

Die Blase sammelt die verbrauchten Flüssigkeiten des Körpers und scheidet sie aus. Die Blasenenergie hat Einfluss auf das autonome Nervensystem und ermöglicht Entspannung und Regeneration. Ihr wird die Fähigkeit zugeordnet, sich den Situationen des Lebens anzupassen, sodass wir mit Veränderungen und äußeren Anforderungen ruhig und fließend umgehen können. Die Kraft der Blase wird im Kreuzbein widergespiegelt, der Zustand des unteren Rückens gibt Aufschluss über die Nierenenergie.

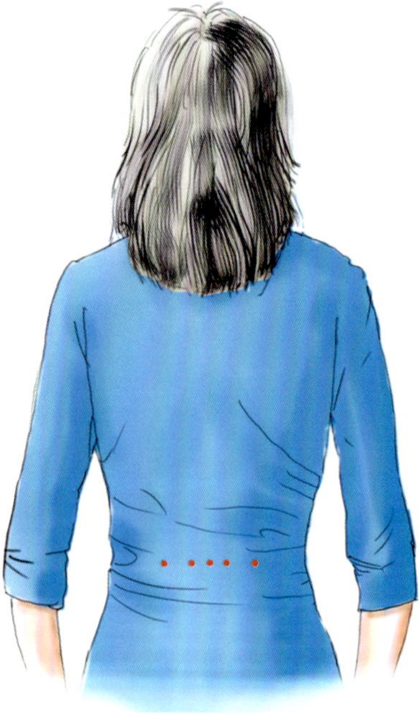

»Meer der Vitalität« – Akupunkt Blase 23
»Sitz des Willens« – Akupunkt Blase 52
»Tor des Lebens« – Akupunkt Lenkergefäß 4

Die Punkte liegen im unteren Rücken auf einer Linie – der sogenannten »Wasserachse« – in der Höhe der Taille. Blase 23 liegt zwei Fingerbreit, Blase 52 vier Fingerbreit neben der Mittellinie. Auf dieser Achse direkt auf der Wirbelsäule zwischen den Dornfortsätzen des zweiten und dritten Lendenwirbels befindet sich das »Tor des Lebens«, der Akupressurpunkt Lenkergefäß 4.

• **Wirkung**

Blase 23 (Meisterpunkt der Nieren; siehe S. 14/15): wirkt allgemein kräftigend; verbessert die körperliche Kondition; fördert die Regeneration; belebt und entspannt den unteren Rücken; unterstützt die Harn- und Geschlechtsorgane

Blase 52: stärkt die Willenskraft und die Selbstverwirklichung; fördert Gefühle der Stärke und Entschlossenheit; gibt Kraft, das Leben zu meistern; unterstützt den unteren Rücken

Lenkergefäß 4: tonisiert die Lebenskraft und Vitalität; wärmt und belebt; hilft mit der Willenskraft der Nieren den eigenen Lebenszweck zu erfüllen

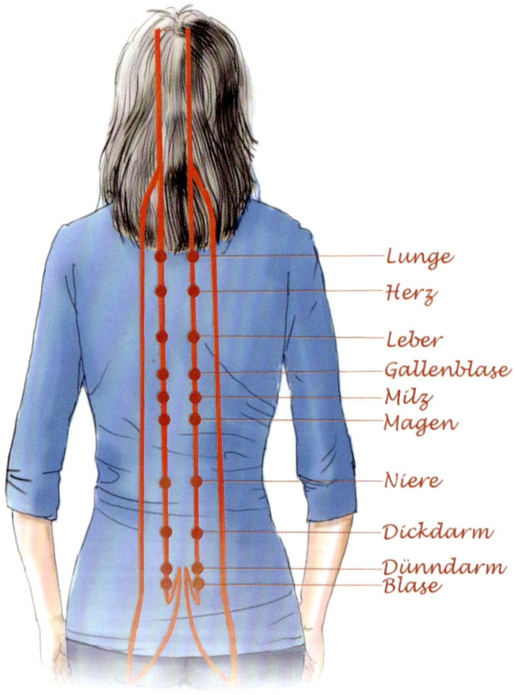
Lunge
Herz
Leber
Gallenblase
Milz
Magen
Niere
Dickdarm
Dünndarm
Blase

Der Rücken und die Meisterpunkte

Unsere Wirbelsäule ermöglicht es uns, den Körper in alle Richtungen zu bewegen. Die Bandscheiben, die flexiblen Verbindungen zwischen den einzelnen Wirbelkörpern, tragen zu ihrer Beweglichkeit bei und federn Erschütterungen und Stöße ab. Der Rücken bildet den eigentlichen Halt des Körpers und offenbart unseren Krankheits- bzw. Gesundheitszustand. Je gesünder der Rücken, desto gesünder ist der Mensch. Chronische Rückenschmerzen sind weit verbreitet. Sie sind die Folge von Bewegungsmangel, Haltungsfehlern, seelischen Belastungen und emotionalem Stress.

Die auf dem Rücken gelegenen Meisterpunkte leiten die Energie zu den inneren Organen, die auf der entsprechenden Höhe liegen. Hier besteht eine Wechselwirkung: Organstörungen wirken sich auf den entsprechenden Wirbelsäulenabschnitt bzw. Meisterpunkt aus und führen dort zu Druckempfindlichkeit oder Schmerz. Beispielsweise sind Menschen mit Herzbeschwerden fast immer im oberen Rücken verspannt, vor allem in der »Zone des gebrochenen Herzens« zwischen den Schulterblättern. Rückenbeschwerden können daher immer auch auf Disharmonien im Inneren des Körpers hindeuten.

Umgekehrt kann eine Anspannung im Rücken die entsprechende Organfunktion beeinträchtigen.

Eine gesunde Blasenenergie zeigt sich in

einer ruhigen Gelassenheit
körperlicher und seelischer Entspannung
kraftvoller Beweglichkeit
einem stabilen und entspannten Rücken
einer aufrechten und flexiblen Wirbelsäule
einem guten Durchhaltevermögen
einem gesunden Umgang mit Stress

Körperliche Symptome bei Ungleichgewicht

Rückenschmerzen v.a. im Bereich des Kreuzbeins
Hexenschuss, Nackenverspannungen
Versteifung der Wirbelsäule
Kälteempfindlichkeit, wiederkehrende Blasenentzündungen
Müdigkeit, Erschöpfung

Seelisch-geistige Symptome bei Ungleichgewicht

Schwierigkeiten, sich an die Erfordernisse des Lebens anzupassen
Ängstlichkeit
mangelnde Belastbarkeit

Eine gesunde Nierenenergie zeigt sich in

einer robusten und vitalen Konstitution
kraftvoller Lebensenergie und großem sexuellem Potenzial
gesunden, kräftigen Knochen und Zähnen
vollem Kopfhaar, buschigen Augenbrauen
einem guten Gehör und Gleichgewichtssinn
einem energischen Willen und Überlebenstrieb
einer inneren Kraft und Regenerationsfähigkeit

Körperliche Symptome bei Ungleichgewicht

seelische und körperliche Erschöpfung, Burnout
Kältegefühl, kalte Füße
Schmerzen im unteren Rücken
sexuelle Unlust, Unfruchtbarkeit

Seelisch-geistige Symptome bei Ungleichgewicht

Ängstlichkeit, Trauma, Schock
fehlendes Vertrauen
schwache Willenskraft
mangelndes Durchhaltevermögen

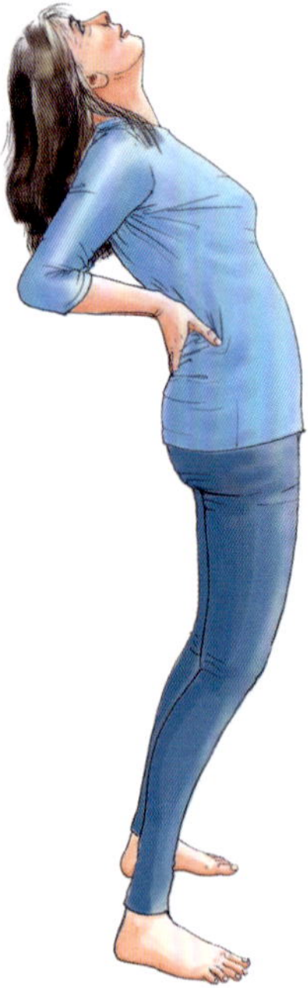

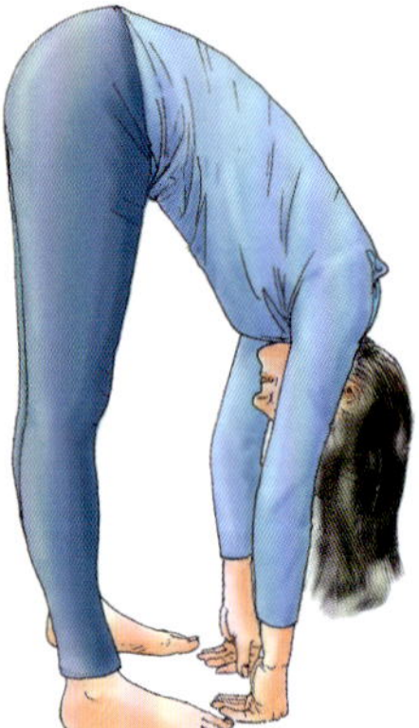

»Wasserrad«
Nach hinten und nach vorne lehnen

Stehe locker aufrecht, die Füße hüftweit auseinander. Atme tief ein, stütze dich mit deinen Händen in der Lendengegend ab und lehne dich nach hinten, so weit, wie es sich gut anfühlt. Mit dem Ausatmen komme zurück in die Ausgangsposition und beuge dich mit dem Oberkörper nach vorne. Lasse den Kopf und die Arme ganz locker und ohne Muskelanspannung nach unten hängen. Die Knie können gebeugt oder gestreckt sein. Wie weit du bei dieser Dehnung kommst, spielt keine Rolle.

Mit dem nächsten Atemzug gehe leicht in die Knie und richte dich langsam Wirbel für Wirbel wieder auf. Wiederhole diese Abfolge noch einige Male und lasse dich dabei von deinem Atem führen. Sobald du bei der Übung einen natürlichen Rhythmus gefunden hast, schließe die Augen und nimm bewusst die Bewegung deiner Wirbelsäule und des Beckens wahr. Zum Abschluss stehe noch eine Weile aufrecht und spüre deinen Körper.

- **Wirkung**

kräftigt die Wirbelsäule; lockert die Muskulatur im Verlauf des Blasenmeridians; löst Spannungen im Becken und unteren Rücken; baut Energie auf

Lebendige Füße

Unsere Füße tragen unseren Körper ein Leben lang. Sie geben uns Beweglichkeit und bilden ein stabiles, anpassungsfähiges Fundament. Sie zeichnen sich durch eine hohe Elastizität, Federkraft und Stabilität aus.

Der Fuß ist ein Beispiel dafür, dass alles in allem enthalten ist. Man findet über bestimmte Zonen Verknüpfungen zu allen Organen, allen physischen und psychischen Funktionen. Wie in Händen und Ohren befinden sich hier besonders viele Nervenendpunkte. Indirekt wird über die Stimulierung der Nervenenden der gesamte Organismus angeregt. Darauf beruht die Reflexzonenmassage.

Die Hälfte aller Organmeridiane beginnt oder endet in den Füßen, der Nierenmeridian entspringt auf der Fußsohle.

Über die gesamte Rückseite des Körpers verläuft eine Faszienbahn von der Fußsohle bis zum Scheitelpunkt des Kopfes. Sie hilft, uns aufzurichten und unsere Hinterseite zu schützen, und sie steht in einem direkten Zusammenhang mit dem Blasenmeridian. Eine Behandlung der Füße hat Auswirkungen auf den gesamten Verlauf dieser Faszienlinie und des Meridians.

Bei der Fußbehandlung massiere nur so stark, dass du dabei entspannt bleiben kannst. Bei regelmäßiger Anwendung wird die Schmerzempfindlichkeit abnehmen. Es reichen täglich fünf Minuten.

Fußmassage mit dem Faszienball

Stelle dich aufrecht hin und nimm zunächst deine Füße wahr: Wo spürst du deine Fußsohle am stärksten? Wo ist sie kaum spürbar? Wie liegen deine Zehen auf? Ist dein Gewicht gleichmäßig zwischen rechtem und linkem Fuß verteilt?

Gehe nun durch den Raum und beobachte genau, wie du gehst. Trittst du mehr mit dem Ballen oder der Ferse auf? Lässt du die Füße gleichmäßig abrollen? Gehe eine Weile nur auf den Zehenspitzen, dann nur auf den Fersen, auf den Fußaußen- und den Fußinnenkanten. Anschließend mache bewusst ein paar Schritte, bei denen du die Füße von den Fersen bis zum Ballen abrollst.

Dann lege einen Tennis- oder kleinen Gummiball (mit einem Härtegrad, der für dich angenehm ist) auf den Boden und stelle dich daneben. Je kleiner der Ball, desto gezielter kannst du einzelne Zonen stimulieren.

Finde einen sicheren Stand und stelle den linken Fuß auf den Ball, unter den Akupressurpunkt Niere 1 (siehe S. 8). Massiere den Punkt, indem du dein Gewicht immer wieder auf den Punkt verlagerst, als wolltest du eine Luftmatratze aufpumpen.

Bringe den Ball jetzt unter die Zehengelenke und führe auch hier unter jedem Zeh mehrmals die Pumpbewegung durch. Beginne unter der großen Zehe.

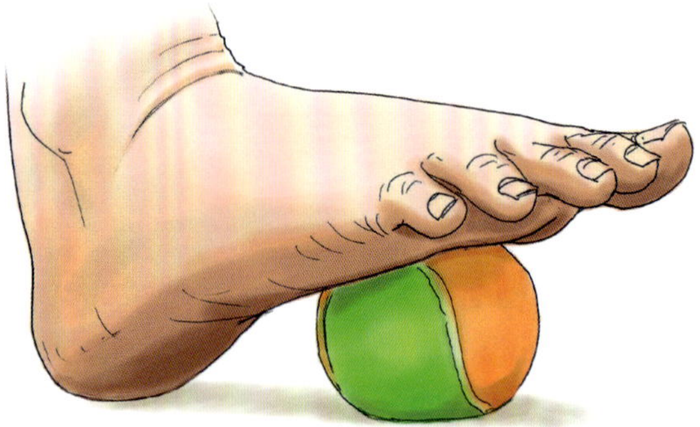

Rolle den Ball unter das Fußgewölbe und bewege den Fuß seitlich hin und her. Die Bewegung geschieht aus dem Fußgelenk heraus und die Ferse bleibt dabei auf dem Boden.

Anschließend setze den Fußballen auf. Lege den Ball unter die Ferse und bewege sie hin und her, um sie zu massieren.

Rolle den Ball in mehreren Linien von den Zehen in Richtung Ferse, beginnend an der Fußinnenkante, dann über die Mitte des Fußes bis zur letzten Linie an der Fußaußenkante. Wahrscheinlich wirst du auf ein paar Stellen treffen, die empfindlich sind. Verweile in diesen Punkten oder mache hier kleine Kreisbewegungen. Behandle in dieser Weise die ganze Fußsohle, danach lege den Ball zur Seite.

Bevor du zur anderen Seite wechselst, stehe einen Moment und spüre nach, vergleiche die beiden Füße. Nimmst du einen Unterschied wahr?

• **Wirkung**

vitalisiert die Füße; fördert ihre Flexibilität; gibt einen festen Stand; baut Ablagerungen oder Verhärtungen aus Harnsäure ab; lässt uns die Fußsohlen flächiger wahrnehmen; wirkt über die Reflexzonen und die rückseitige Faszienbahn auf den ganzen Körper

Bei Problemen mit den Füßen wie Fersensporn oder Schiefstand des Großzehs (Hallux valgus) empfiehlt es sich, diese Massage täglich durchzuführen.

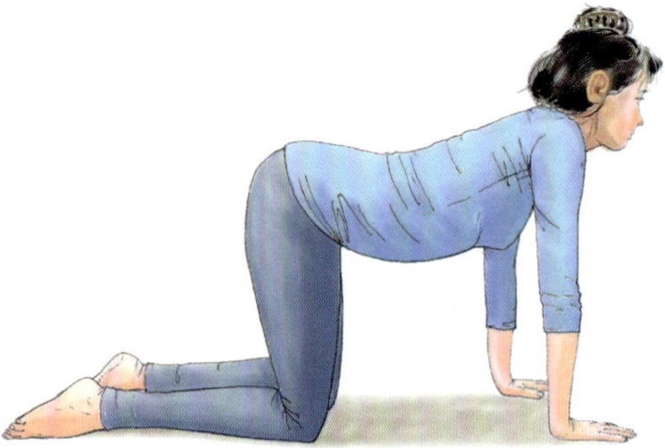

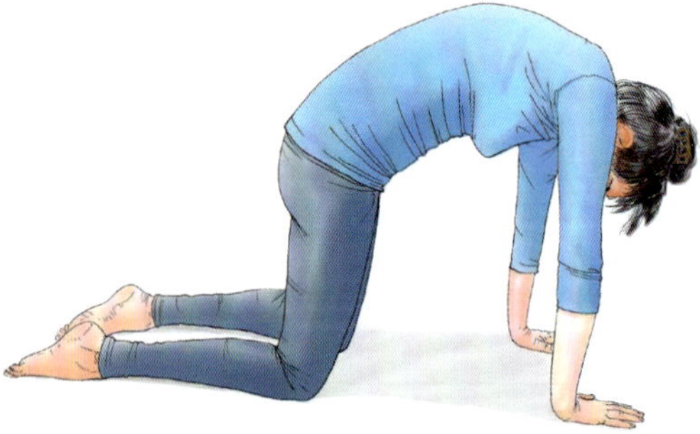

»Katze-Kuh« - Den Rücken wecken

Begib dich in den Vierfüßlerstand, die Hände unterhalb der Schultern, die Knie unterhalb der Hüfte. Mit dem Einatmen kippe dein Becken, krümme die Wirbelsäule nach unten und hebe den Kopf (Kuh). Mit dem Ausatmen ziehe den Bauch leicht ein und strecke den Rücken wie einen Katzenbuckel nach oben. Dabei bringe dein Becken nach vorne und lasse den Kopf in einer bogenförmigen Bewegung nach unten fallen. Kopf und Hals sind hier ganz entspannt, die Arme bleiben gestreckt. Übe diese Positionen im Rhythmus deines Atems ein paarmal. Der Impuls für die Bewegung kommt von deinem unteren Rücken.

Variante: Von der neutralen Ausgangsposition aus strecke mit dem Einatmen ein Bein nach hinten und oben aus. Hebe dabei den Kopf an. Mit dem Ausatmen bringe das angewinkelte Bein zum Oberkörper. Mache den Rücken dabei ganz rund und lasse den Kopf hängen. Wiederhole dies noch zweimal und wechsle dann zur anderen Seite.

- **Wirkung**

mobilisiert und kräftigt den Rücken und die Wirbelsäule; hilfreich bei Verspannungen in Nacken und Schultern; stärkt die Bauchmuskeln

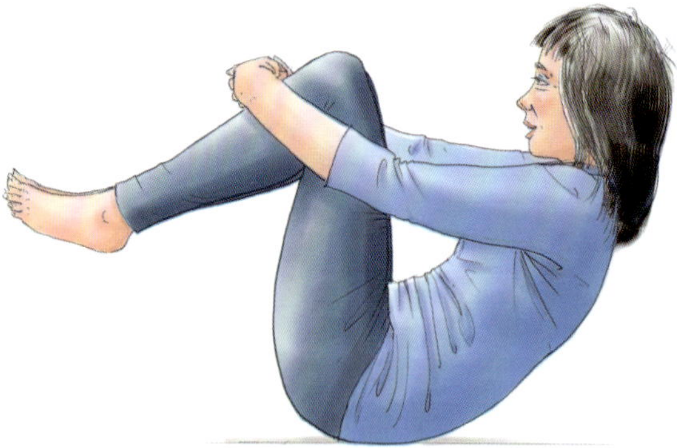

»Rückenschaukel«
Die Wirbelsäule vitalisieren

Setze dich auf eine Yogamatte oder einen Futon, bringe die angewinkelten Beine zum Oberkörper und umfasse die Unterschenkel mit deinen Händen, wobei eine Hand das Handgelenk der anderen Hand hält. Senke den Kopf und mache den Rücken ganz rund.

Atme tief ein und lasse dich mit dem Ausatmen nach hinten rollen. Mit dem Einatmen komme zurück nach oben in die Sitzposition. Schaukle auf diese Weise etwa eine Minute von der Basis der Wirbelsäule bis zu den Schultern. Lasse es in Entspannung, aber mit einem gewissen Schwung geschehen. Anschließend ruhe in Rückenlage nach.

- **Wirkung**

massiert den ganzen Rücken; lockert die Muskeln; löst Verspannungen, auch im oberen Rücken und den Schultern; regt den Energiefluss an; wirkt über die Meisterpunkte (siehe S. 11 und S. 14/15) auf den ganzen Körper; vitalisiert und erfrischt; hilfreich bei Erschöpfung und nach einer langen Reise, wenn sich der Rücken steif und angespannt anfühlt

Nicht bei Wirbel- oder Bandscheibenschäden üben!

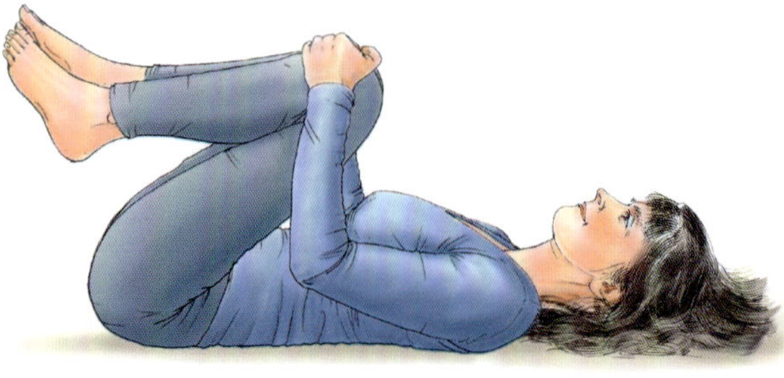

»Päckchen packen« - Den Rücken dehnen

Lege dich entspannt auf eine Matte. Achte darauf, dass dein ganzer Rücken flach aufliegt und auch die Halswirbelsäule gerade bleibt. Bei Bedarf nimm ein kleines Kissen unter den Kopf. Beuge ein Bein und umfasse es mit beiden Händen. Atme tief in deinen Bauch und bringe mit dem Ausatmen das Knie so weit wie möglich zur Brust. Dann entspanne, sodass Raum entsteht für das Einatmen. Wiederhole diese Dehnung ein paarmal und lege anschließend das Bein ab. Spüre den Unterschied zwischen beiden Beinen und dehne dann das andere Bein.

Entspanne einen Moment und führe nun die Dehnung einige Male mit beiden Beinen gleichzeitig durch. Löse deine Hände wieder, strecke ein Bein nach dem anderen aus und entspanne.

Winkle noch einmal die Beine an, umarme sie und beschreibe mit ihnen kleine Kreise, durch die das Kreuzbein massiert wird. Lege schließlich deine Arme zu den Seiten ab, strecke die Beine aus und ruhe nach.

- **Wirkung**

dehnt und energetisiert die Lendenwirbelsäule und den unteren Rücken; fördert die Durchblutung des Beckens und des Kreuzbeins; öffnet die Hüfte; macht die Leistenregion durchlässig

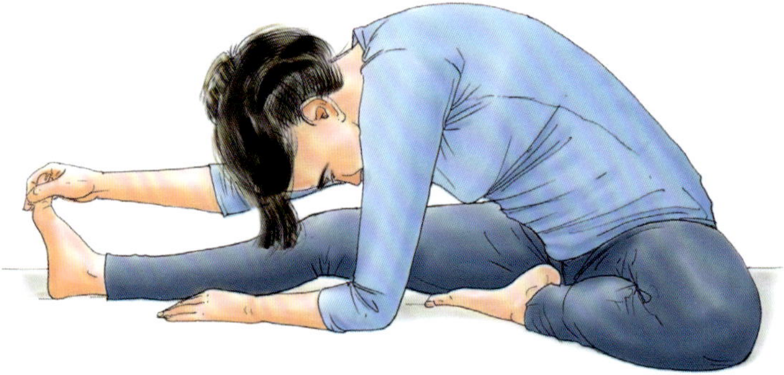

»Halber Schmetterling« - Meridiandehnung

Sitze mit ausgestreckten Beinen. Winkle ein Bein an und ziehe es zu dir heran, sodass seine Außenseite auf dem Boden aufliegt und das Knie nach außen zeigt. Sollte das Knie eine Unterstützung brauchen, lege ein Kissen unter.

Richte den Oberkörper auf, atme tief ein und neige dich mit dem Ausatmen über das gestreckte Bein. Lasse den Rücken ganz rund werden und dich allmählich in die Position hineinsinken. Dein Kopf hängt dabei nach unten, sodass sein Gewicht deine Wirbelsäule in die Länge zieht. Lege deine Hände auf den Beinen oder am Boden ab, je nachdem wobei du eine Dehnung spürst. Wenn es dir schwerfällt dich nach vorne zu beugen, setze dich leicht erhöht auf ein kleines Kissen oder eine gefaltete Decke.

Verweile drei Minuten oder länger in der Position, löse dich dann sanft aus ihr und wechsle zur anderen Seite. Als Variante kannst du beide Beine ausstrecken und dich darüber beugen. Anschließend ruhe einen Moment in Rückenlage.

- **Wirkung**

öffnet die Hüfte; dehnt und entspannt Rücken und Nacken; bewegt die Energie im unteren Rücken; dehnt den Blasenmeridian; öffnet den Nierenmeridian

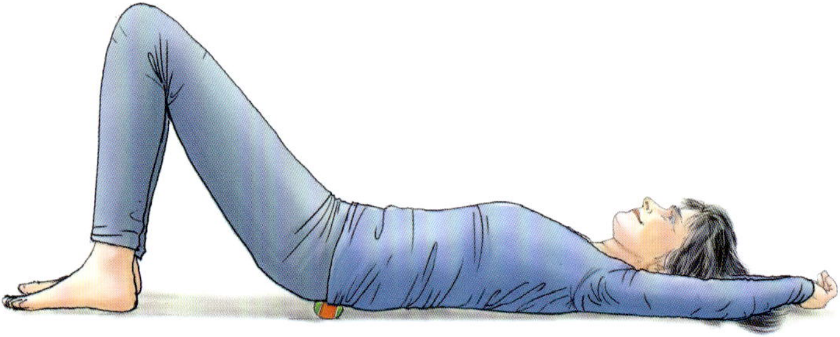

»Tennisball-Shiatsu«

Lege dich auf den Rücken und stelle die Füße auf. Bringe einen kleinen Ball (mit einem Härtegrad, der für dich angenehm ist) unter das Kreuzbein und lass dein Gewicht auf ihn sinken. Bewege nun die Hüften hin und her, um so das ganze Sakrum zu massieren.

Gehe dann Punkt für Punkt den Rücken herunter. Beginne am oberen Rücken: Lege den Ball auf der linken Seite zwischen Schulterblatt und Wirbelsäule und lasse ihn sanft in das Gewebe einsinken. Du kannst auf dem Ball kleine Bewegungen machen oder auch die Arme kreisen oder das Becken anheben, um den Punkt intensiver zu stimulieren. Nach einer Weile versetze den Ball 1–2 cm nach unten und verweile wieder. Behandle so nach und nach den ganzen Rücken. Bleibe vor allem in Bereichen, die sich hart und verspannt anfühlen, und die dir ein Wohlweh bereiten. Sollte ein stechender Schmerz auftreten, entferne den Ball.

Bevor du zur anderen Seite wechselst, spüre nach.

- **Wirkung**

aktiviert den Energiefluss und die Durchblutung; macht das Bindegewebe und die Muskulatur geschmeidig; regt über die Meisterpunkte die Organfunktionen an; die Kreuzbeinpunkte wirken gezielt auf die Harn- und Geschlechtsorgane

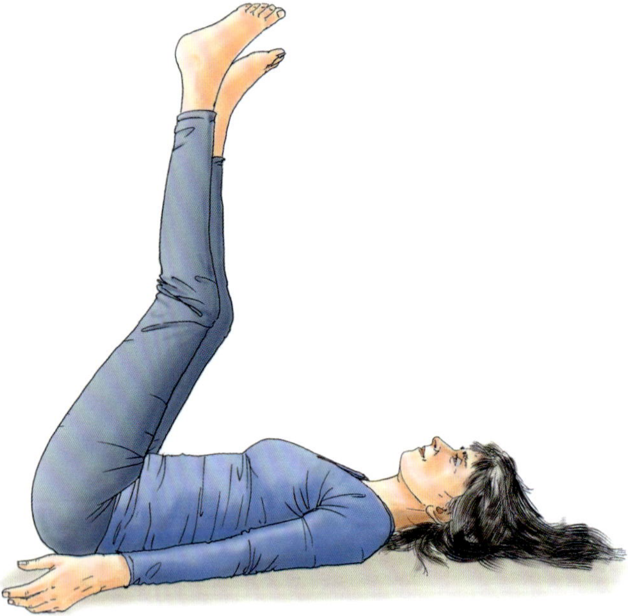

»Hundert Schritte an der Decke« und »Käfer auf dem Rücken«

Lege dich flach auf den Rücken und strecke beide Beine in die Luft, sodass die Fußsohlen zur Decke zeigen. Die Arme liegen entspannt neben deinem Körper, dein Nacken bleibt lang, als hätte jemand an deinem Kopf gezogen. Mache mit möglichst geraden Beinen 100 kleine Schritte »an der Decke«, wie eine Geisha, die einen engen Rock trägt. Wenn dein unterer Rücken dabei eine Unterstützung braucht, lege ein Kissen unter dein Gesäß.

Dann winkle die Beine an und schüttele sie kräftig aus, als wärest du ein Käfer, der auf dem Rücken liegt. Strample 1–2 Minuten in der Luft und atme dabei entspannt weiter. Falls du bei den 100 Schritten ein Kissen untergelegt hast, entferne es vor dieser Übung.

Lege nun die Beine ab und spüre den prickelnden Fluss der freigesetzten Energie.

- **Wirkung**

kräftigt und entspannt die Beine; stärkt den unteren Rücken; der »Käfer« bewegt die Energie im ganzen Körper; hilfreich, wenn sich deine Beine schwach und energielos anfühlen und du häufig kalte Füße hast

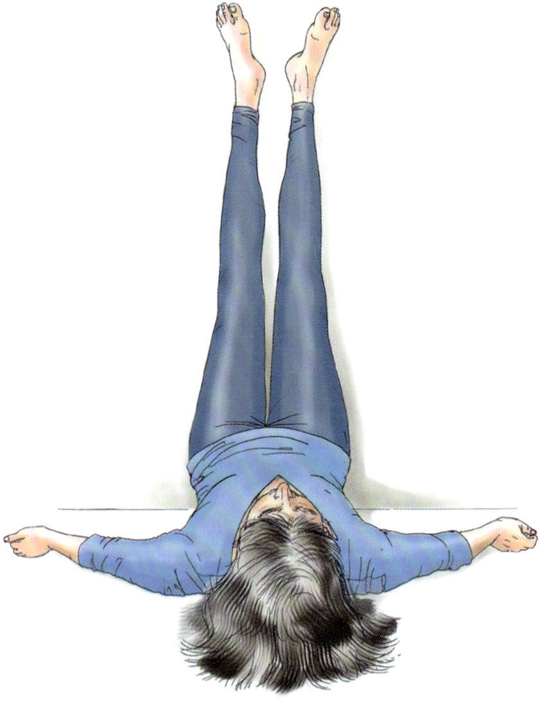

»Wasserfall« - Gestützte Umkehrhaltung

Lege dich mit dem Rücken flach auf den Boden. Bringe dein Gesäß so nah wie möglich an die Wand und lehne die Beine senkrecht nach oben ausgestreckt an. Deine Arme lege auf den Bauch ab oder entspannt neben dich. Bei Bedarf nimm ein kleines Kissen unter deinen Kopf und decke dich zu. Schließe die Augen und lass alle Anspannung von dir abfallen.

Verweile 5–10 Minuten in dieser Position. Bleibe mit deiner Aufmerksamkeit bei deinem Atem, der tief in deinen Bauch fließt. Du kannst dir dabei vorstellen, dass mit jedem Atemzug Licht durch deine Füße und Beine in dich strömt.

Variante: Bei einer Neigung zum Hohlkreuz halte ein dickes Kissen bereit. Hebe den Rücken ein wenig an, schiebe es unter das Kreuzbein und lasse dich darauf sinken.

- **Wirkung**

wirkt tief entspannend; beruhigt die Nerven; lädt die Akkus wieder auf; entlastet die Wirbelsäule und den venösen Abfluss in den Beinen; lindert Schmerzen im unteren Rücken; verbessert die Durchblutung des Gehirns

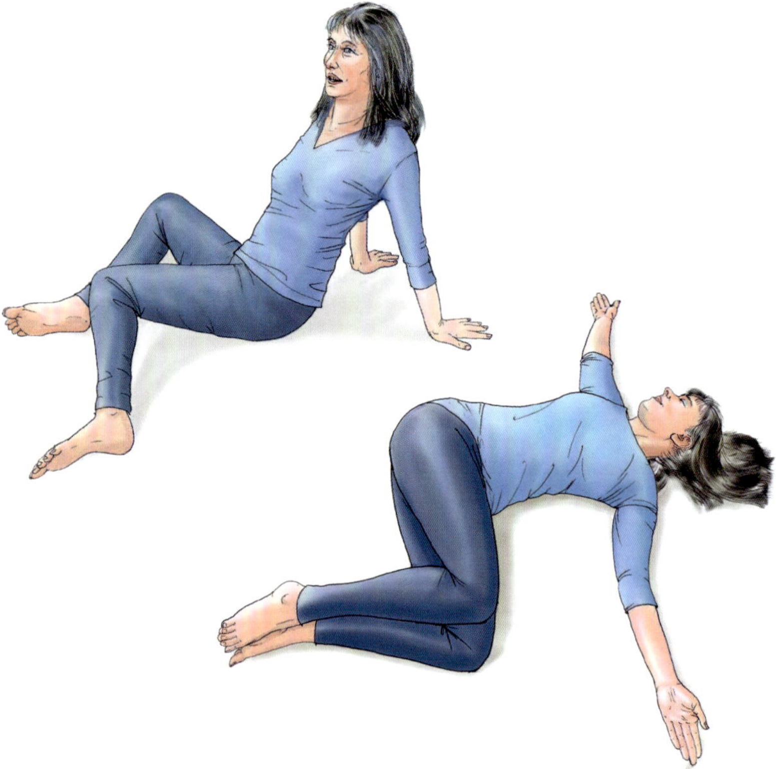

»Scheibenwischer« und »Korkenzieher«
Die Hüfte und die Flanken öffnen

Setze dich auf den Boden, neige dich nach hinten und stütze dich auf Händen oder Unterarmen ab. Winkle die Beine an und stelle die Füße weiter als hüftweit auseinander auf. Lasse die Knie nun mit dem Ausatmen zu einer Seite sinken, mit dem Einatmen komme zurück in die Ausgangsposition. Mit dem nächsten Atemzug dehne die Beine zur anderen Seite. Wiederhole dies wie ein Scheibenwischer mindestens fünfmal zu jeder Seite. Du kannst die Übung auch im Liegen durchführen.

Für die Korkenzieher-Übung lege dich auf den Rücken. Ziehe die angewinkelten Beine zur Brust und lasse sie zur linken Seite sinken. Die Beine können dabei etwas höher oder tiefer liegen. Finde eine Position, die sich gut für dich anfühlt. Den Kopf lege, wenn es deine Halswirbelsäule erlaubt, zur gegenüberliegenden Seite ab, die Arme breite zu den Seiten aus. Verweile hier drei Minuten oder länger, komme dann behutsam zur Mitte und dehne die andere Seite, bevor du in Rückenlage nachruhst.

- **Wirkung**

mobilisiert und entspannt die Wirbelsäule; dehnt den unteren Rücken; hilfreich bei Hüftschmerzen und Ischiasbeschwerden

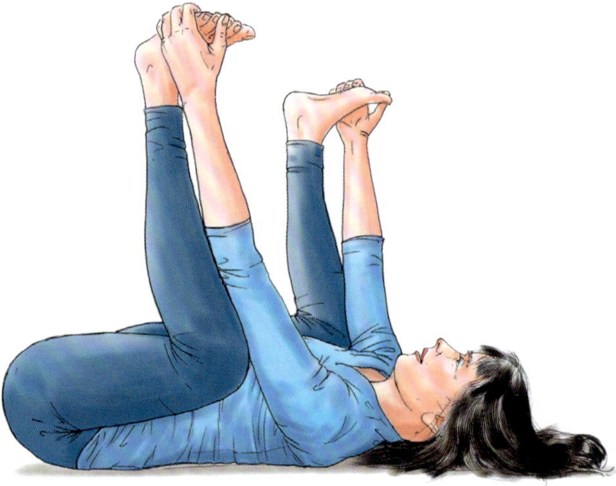

»Glückliches Baby«

Lege dich auf den Rücken und bringe die angewinkelten Beine zum Brustkorb, sodass die Oberschenkel neben deinem Oberkörper liegen, die Unterschenkel im rechten Winkel nach oben abgewinkelt sind und die Fußsohlen zur Decke zeigen. Umfasse mit jeder Hand eine Fußsohle und ziehe die Beine in Richtung Boden. Wenn du die Füße nicht greifen kannst, umfasse die Rückseiten der Oberschenkel. Achte darauf, dass Nacken und Schultern in dieser Haltung entspannt bleiben. Das Kreuzbein darf sich ein wenig vom Boden abheben.

Verweile hier 2–3 Minuten oder länger und entspanne den unteren Rücken immer tiefer in den Boden. Lass den Atem ruhig und gleichmäßig in dein Becken strömen. Du kannst in der Position auch sanft hin- und herschaukeln, um die Wirbelsäule zu massieren. Dann löse dich aus der Haltung und ruhe in Rückenlage nach.

- **Wirkung**

dehnt und entspannt den Rücken; öffnet die Leisten; fördert den Energiefluss durch das Becken; massiert die Bauchorgane; reguliert den Hormonhaushalt; regeneriert die Nierenenergie

Nicht während der Schwangerschaft üben!

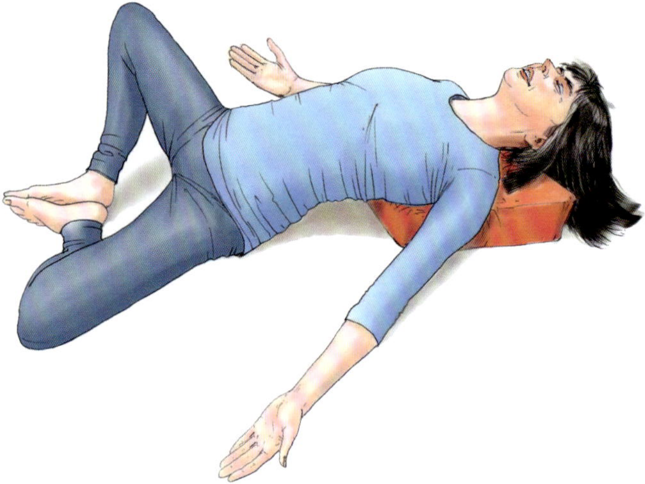

»Die Göttin« - Meridianöffnung

Setze dich auf den Boden. Winkle die Beine an, beuge die Knie nach außen, lege die Fußsohlen aneinander und bringe sie so nah wie möglich zu dir heran (»Schmetterlingsposition«). Wenn deine Knie eine Unterstützung brauchen, lege hier Kissen unter. Etwa 5–10 cm hinter dir liegen eine zusammengerollte Decke oder ein dickes Kissen für deine Brustwirbelsäule und eventuell noch ein Kissen für deinen Kopf.

Lege dich nun entspannt nach hinten, die Arme zu den Seiten abgelegt oder hinter deinem Kopf verschränkt. Atme in dieser Position tief in deinen Bauch.

Verweile hier für einige Minuten, bringe dann vorsichtig die Knie zusammen und strecke ein Bein nach dem anderen aus. Rolle dich von den Kissen und entspanne, flach auf dem Rücken liegend.

- **Wirkung**

dehnt die Hüfte; energetisiert die Leisten; entspannt das Steißbein; öffnet den Nierenmeridian, der von den Fußsohlen über die Innenseiten der Beine, den Bauch und die Brust empor bis zu den Schlüsselbeinen verläuft

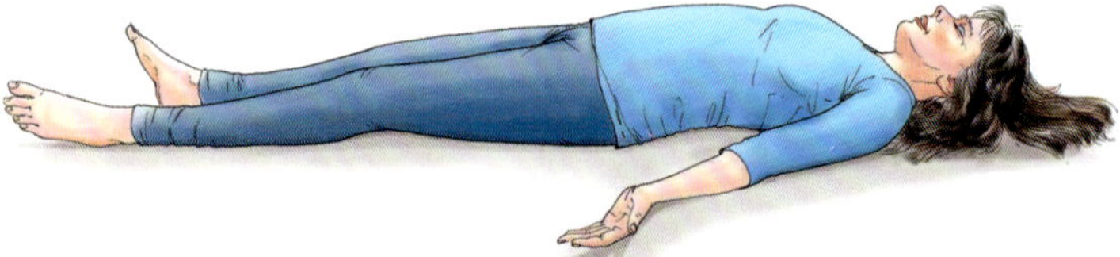

»Shavasana« - Liegen in Stille

Lege dich flach auf den Rücken und decke dich bei Bedarf zu. Wenn dein unterer Rücken in dieser Position schmerzt, nimm eine Rolle unter die Knie oder stelle die Füße auf. Achte darauf, möglichst symmetrisch zu liegen. Die Arme lege entspannt zu den Seiten ab, die Handflächen nach oben geöffnet. Die Beine sind etwa hüftweit auseinander, die Füße können locker nach außen fallen. Dein Kopf ruht ganz gerade, so als hätte jemand sanft an ihm gezogen. Bei Bedarf nimm ein Kissen unter den Kopf. Schließe die Augen, decke sie eventuell mit einem Augenkissen ab, und lasse bewusst die Muskeln des Gesichts los. Gib all dein Gewicht an den Boden ab. Nun gibt es nichts mehr zu tun.

Verweile mindestens fünf Minuten in dieser Position, während dein Atem sanft ein- und ausströmt. Schlafe dabei nicht ein, sondern bewahre eine stille Achtsamkeit. Dann dehne und strecke dich und setze dich über die Seite wieder auf.

- **Wirkung**

Wenn du dir einige Minuten des Nichtstuns erlaubst, kann eine tiefe Entspannung geschehen. Indem du regungslos daliegst, völlig hingegeben an das, was gerade ist, wird mit dem Körper auch der Geist zur Ruhe kommen. Du kehrst zur Quelle zurück.

Nirgun W. Loh und Sakina K. Sievers

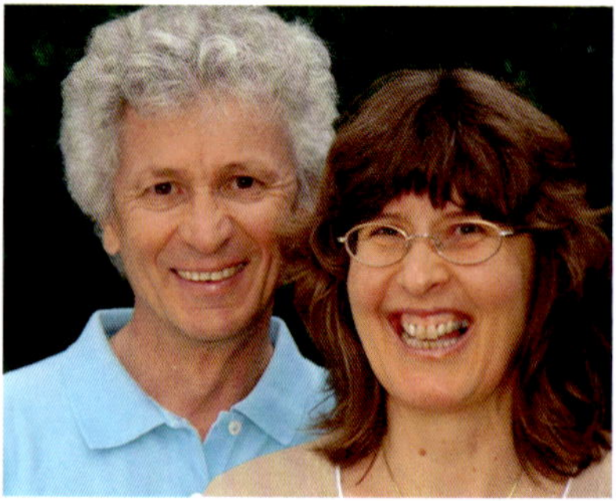

Die Bücher und Schaubilder der Autoren zu den taoistischen Fünf Elementen, zu Shiatsu, Akupressur und Do-In werden als Standardwerke in vielen körpertherapeutischen Fachausbildungen empfohlen. Leicht verständlich und anschaulich geschrieben, erfreuen sich ihre Bücher darüber hinaus immer größerer Beliebtheit bei interessierten Laien.

Gemeinsam leiten Sakina und Nirgun das ShenDo Institut und unterrichten Shiatsu und Akupressur. In ihrem wunderschönen Seminarhaus in Stellshagen nahe der Ostsee bieten sie Kurse für Gesundheit und Lebensfreude sowie Meditationsretreats an.

Nirgun arbeitet seit vielen Jahren als Heilpraktiker im TAO Gesundheitszentrum im Gutshaus Stellshagen mit Schwerpunkt Shiatsu und Chinesische Medizin.